BEI GRIN MACHT SICH IHR
WISSEN BEZAHLT

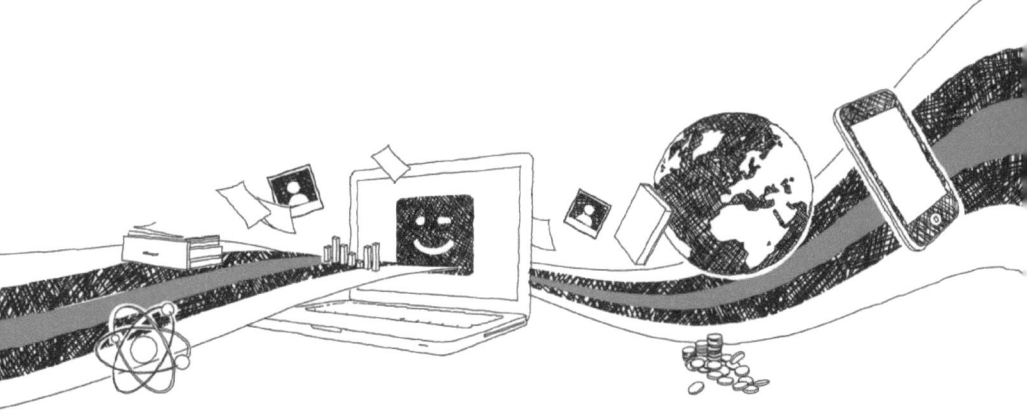

- Wir veröffentlichen Ihre Hausarbeit,
  Bachelor- und Masterarbeit

- Ihr eigenes eBook und Buch -
  weltweit in allen wichtigen Shops

- Verdienen Sie an jedem Verkauf

Jetzt bei www.GRIN.com hochladen
und kostenlos publizieren

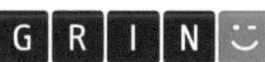

Trainingsplan zur Verbesserung der Dehnbarkeit und Koordination

Christopher Barz

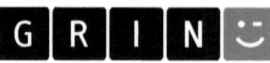

Bibliografische Information der Deutschen Nationalbibliothek:

Die Deutsche Nationalbibliothek verzeichnet diese Publikation in der Deutschen Nationalbibliografie; detaillierte bibliografische Daten sind im Internet über http://dnb.d-nb.de abrufbar.

ISBN: 9783346478801
Dieses Buch ist auch als E-Book erhältlich.

Druck und Bindung: Books on Demand GmbH, Norderstedt Germany
Gedruckt auf säurefreiem Papier aus verantwortungsvollen Quellen

Das vorliegende Werk wurde sorgfältig erarbeitet. Dennoch übernehmen Autoren und Verlag für die Richtigkeit von Angaben, Hinweisen, Links und Ratschlägen sowie eventuelle Druckfehler keine Haftung.

Das Buch bei GRIN: https://www.grin.com/document/1064371

Deutsche Hochschule für
Prävention und Gesundheitsmanagement

Einsendeaufgabe

Fachmodul: Trainingslehre III

Studiengang: BGM

Datum
Präsenzphase: 09.09.2019 – 11.09.2019

Name, Vorname: Barz, Christopher

Studienort: **Leipzig**

Semester: **WS 17**

Inhaltsverzeichnis

1 PERSONENDATEN 3

2 BEWEGLICHKEITSTESTUNG 4

3 TRAININGSPLANUNG BEWEGLICHKEITSTRAINING 7

4 TRAININGSPLANUNG KOORDINATIONSTRAINING 11

5 LITERATURRECHERCHE 15

6 LITERATURVERZEICHNIS 17

7 TABELLENVERZEICHNIS 18

1 Personendaten

In den nachfolgenden Tabellen werden die sowohl die allgemeinen Daten, als auch die biometrischen Daten einer ausgewählten Person dargestellt.

Tab. 1: Allgemeine Daten (eigene Darstellung)

Alter	25 Jahre
Geschlecht	männlich
Körpergröße	1,82 m
Körpergewicht	74 kg
Trainingsmotive	• Beweglichkeit soll gesteigert werden • Allgemeines körperliches Wohlbefinden soll verbessert werden • Steigerung der vestibulären Fähigkeit
berufliche Tätigkeit	• arbeitet im Einzelhandel • wenig Bewegung, überwiegend sitzende Tätigkeit in Form von kassierenden Aufgaben
sportliche Aktivitäten	**Früher:** • Person hat früher 2x-3x in der Woche für je 90 min Fußball gespielt, bestehend aus Training in der Woche und Pflichtspielen am Wochenende → aufgehört Anfang 2017 **Aktuell:** • Unregelmäßige Ausdauereinheiten in Form von Jogging von ca. 20-30 min • 1x-2x in der Woche Krafttraining mit eigenem Körpergewicht → Anfängerstadium
zeitlicher Verfügungsrahmen	3x in der Woche für ca. 30min – 60min

Tab. 2: biometrische Daten (eigene Darstellung)

orthopädische Problem	keine Probleme
internistische Probleme	keine Probleme
ärztliche Behandlungen	Zur Zeit muss die Person nicht von Ärzten in jeglicher Form behandelt werden
Medikamente	Person nimmt keine Medikamente ein
sonstige gesundheitliche Einschränkungen	keine Einschränkungen

Der Proband hat keine orthopädischen sowie internistischen Probleme. Es liegen keine gesundheitlichen Einschränkungen vor, es müssen keine Medikamente eingenommen werden und die Person steht nicht unter ärztlichen Behandlungen. Die 74 kg schwere, und 1,82m große männliche Person hat einen Body-Mass-Index (BMI) von 22,34kg/m².

Dieser Wert liegt laut Croci (2007) im Normalbereich. Auswertend lässt sich sagen, das der Proband gesund ist. Außerdem ist die vollständige bzw. absolute Trainier- und Belastbarkeit des Probanden gegeben.

2 Beweglichkeitstestung

In der nachfolgenden Tabelle (Vgl. Tab. 3) kann man die unterschiedlichen drei Stufen des Beweglichkeitsgrades unterscheiden, die bei einer Beweglichkeitstestung (modifiziert nach Janda) beobachtet werden.

Tab. 3: allgemeine Testauswertung (modifiziert nach Janda, 2000)

Stufe 0	normale bzw. gute Beweglichkeit, keine Beweglichkeitsdefizite
Stufe 1	leicht eingeschränkte Beweglichkeit, leichte Beweglichkeitsdefizite
Stufe 2	stark eingeschränkte Beweglichkeit; erhebliche Beweglichkeitsdefizite

Die Beweglichkeitstestung des Probanden wird in der folgenden Tabelle beschrieben und ausgewertet (Vgl. Tab. 4). Hierbei werden diverse Muskelgruppen nach Defiziten hinsichtlich der Beweglichkeit mit Hilfe einer Testübung überprüft.

Tab. 4: Beweglichkeitstest nach Janda (2000; zitiert nach Eifer, 2017, S. 49 -59)

Testübung für Muskelgruppe	Durchführung	Bewertung	Ergebnis
M. pectoralis major	Als erstes wird der Proband in Rückenlage auf eine stabile Liege oder ähnliches gelegt. Die Arme werden seitlich am Körper auf die Liege gelegt und die Beine werden aufgestellt. Die Beine werden dadurch angewinkelt. Man beginnt damit, einen Arm anzuwinkeln, sodass das Ellenbogengelenk 90 Grad erreicht. Das Schultergelenk wird nun in eine Abduktion und eine Außenrotation gebracht. Dabei sollte der Arm opti-	Stufe 0 = Oberarm erreicht Horizontale Stufe 1 = Oberarm erreicht Horizontale durch Druck des Testers Stufe 2 = Oberarm erreicht Horizontale auch durch Druck des Testers nicht	rechter Arm: 0 linker Arm: 0

	maler Weise in der Luft, neben der Liege hängen (Janda, 2000, S.270). Der Oberkörper bleibt dabei fest auf der Liege fixiert. Der Messbereich ist dabei die Lage des Oberarms zur Horizontalen. Die Übung wird mit der anderen Seite ebenfalls durchgeführt.		
M. iliopsoas	Als ersten Schritt wird der Proband mit dem Rücken auf eine stabile Liege gelegt. Die Unterschenkel hängen dabei über der Liege. Anschließend soll der Proband das nicht zu testende Bein mit beiden Händen am Unterschenkel unterhalb des Knies umfassen und es zu sich ran ziehen. Das zu testende Bein soll über der Liege hängen bleiben. Der Oberkörper und die Hüfte bleiben dabei wieder fest auf der Liege fixiert. Der Tester darf dem Probanden bei der Einnahme der Position helfen. Der Messbereich ist dabei die Lage des Oberschenkels im Verhältnis zur Längsachse des Körpers (Janda, 2000, S. 259).	Stufe 0 = Oberschenkel erreicht Horizontale Stufe 1 = Oberschenkel erreicht Horizontale durch Druck des Testers Stufe 2 = Oberschenkel erreicht Horizontale auch durch Druck des Testers nicht	rechtes Bein: 0 linkes Bein: 0
M. rectus femoris	Der Proband legt sich wieder mit dem Rücken auf eine stabile Liege. Das Gesäß soll hier mit der Unterkante der Liege abschließen. Auch hier soll der Proband das Bein, welches nicht getestet wird, mit beiden Händen unterhalb des Knies umfassen und zu sich ran ziehen. Das andere Bein wird vom Tester fixiert. Optimal soll die Hüfte maximal gestreckt werden. Das Knie soll in dieser Hüftstreckung maximal gebeugt werden. Der Oberkörper und die Hüfte bleiben dabei wieder fest auf der Liege fixiert. Der Messbereich liegt im Winkel des Ober-	Stufe 0 = Unterschenkel hängt senkrecht herab Stufe 1 = Unterschenkel erreicht 90° im Kniegelenk durch Druck des Testers Stufe 2 = Unterschenkel erreicht 90° im Kniegelenk durch Druck des Testers nicht	rechtes Bein: 1 linkes Bein: 1

	und Unterschenkels des zu testenden Beins (Janda, 2000, S. 258).		
Mm. ischiocrurales surae	Der Proband liegt mit dem Rücken auf einer stabilen Liege. Die Arme werden seitlich neben den Körper gelegt und das Bein, dass nicht getestet wird, ist angewinkelt und auf der Liege aufgestellt. Das zu testende Bein wird mit Hilfe des Testers durchgestreckt. Die Berührungspunkte sind hier der Oberschenkel oberhalb des Knies und die Wade oberhalb des Sprunggelenks. Hüfte und Oberkörper sollen fest und fixiert bleiben und das zu testende Bein wir in der Hüfte maximal gebeugt. Das Bein muss ausgestreckt bleiben damit der Test ausgewertet werden kann. Der Messbereich liegt im Winkel zwischen Longitudinalachse und Beinachse (Janda, 2000, S. 261).	Stufe 0 = Hüftflexion im Ausmaß von 90° grad möglich Stufe 1 = Hüftflexion im Ausmaß zwischen 80-90° grad möglich Stufe 2 = Hüftflexion nur unter 80° möglich	rechtes Bein: 2 linkes Bein: 2
Mm. triceps surae	Der Proband liegt mit dem Rücken auf einer stabilen Liege. Die Arme liegen seitlich des Körpers auf der Liege. Das nicht zu testende Bein wird angewinkelt und aufgestellt. Die Hälfte des Unterschenkels des zu testenden Beins hängt über der Liege und ist gestreckt. Ziel des Testers ist es, eine maximale Dorsalextension herbeizuführen. Das wird geschafft, indem der Tester die Ferse Richtung Fußsohle zieht und die Vorderseite des Fußes Richtung Schienbein drückt. Der Messbereich wird danach bewertet, inwieweit der Proband es schafft, diese Streckung durchzuführen (Janda, 2000, S. 255)	Stufe 0 = Dorsalextension bis 0° möglich Stufe 1 = Dorsalextension möglich; 0° wird nicht ganz erreicht Stufe 2 = Dorsalextension nur bis 10° unter 0°-Stellung möglich	rechtes Bein: 0 linkes Bein: 0

Durch die Tests konnte man herausfinden, ob beim Probanden diverse Defizite in seiner Beweglichkeit vorliegen. Man kann nun sicher sagen, dass die ischiocrurale Muskulatur am schlechtesten bewertet wurde und es somit in diesem Bereich Defizite in der Beweglichkeit gibt (Vgl. Tab. 4). Außerdem gibt es leichte Einschränkungen bei beiden Beinen im rectus femoris (Vgl. Tab. 4). Alle anderen Muskelgruppen die getestet wurden weisen keine Defizite auf (Vgl. Tab. Tab. 4).

3 Trainingsplanung Beweglichkeitstraining

In der nachfolgenden Tabelle wird eine Trainingsplanung nach eigener Darstellung für ein Beweglichkeitstraining im Sinne eines Dehntrainings für den Probanden dargestellt (Vgl. Tab. 5).

Tab. 5: Trainingsplanung Beweglichkeitstraining (eigene Darstellung)

Muskel-Gelenk-System	Zielmuskulatur	Durchführung	Dehnmethode
Halswirbelsäule/ Nackenmuskulatur	-M. trapezius pars descendes	Der Proband befindet sich zu Beginn der Übung im Stand. Die Füße sind Schulterbreit auseinander und die Arme hängen an den Seiten. Der Rumpf bleibt stabil. Begonnen wird damit, dass der Proband den Kopf zur Seite neigt. Dabei blickt er nach vorn. Die Dehnposition wird erreicht, indem die Schultermuskulatur aktiv nach hinten gezogen wird. Diese Durchführung erfolgt statisch.	aktiv - statisch
Schulterblattfixatoren	- M. trapezius - M. rhomboidei	Der Proband befindet sich zu Beginn der Übung im Stand. Die Füße sind Schulterbreit auseinander. Es werden die Hände vor dem Körper ineinander verschränkt. Die Arme sind dabei ausgestreckt und auf Schulterhöhe. Die Schultern werden aktiv nach vorn gezogen bleiben dabei aber tief in einer Depression. Der Kopf bleibt auch nach vorn gerichtet und somit wird die Dehnposition erreicht. Es erfolgt eine statische Durchführung der Übung.	aktiv – statisch
Brustwirbelsäule/ Brustmuskulatur	- M. pectoralis major - M. biceps brachii - M. deltoideus pars clavicularis	Der Proband befindet sich zu Beginn der Übung im Stand. Die Füße sind Schulterbreit auseinander. Der Rumpf bleibt die ganze Zeit fest während der Übung. Die Arme werden hinter dem Körper ineinander verschränkt. Die Handflächen zeigen nach innen. Die Schultern werden mit gradem Rücken nach hinten gezogen und liegen tief. Um zu dehnen, werden die Arme nun angehoben und bleiben gestreckt. Die Übung erfolgt dynamisch indem die Arme nach oben gehoben werden und wieder gesenkt werden.	aktiv - dynamisch
Seitliche	- M. latissimus	Der Proband befindet sich zu Beginn der Übung im Stand.	aktiv – dyna-

Rumpfmus-kulatur	dorsi - M. obliquus externes abdominis - M. obliques internes abdominis	Die Füße sind Schulterbreit auseinander. Die Arme werden ausgetreckt und nach oben abgespreizt. Die Hände werden über dem Kopf zusammengeführt. Der Oberkörper wird leicht seitlich gekippt. Dabei bleibt die Beckenachse gerade und der Brustkorb bleibt aufgerichtet. Somit wird gedehnt. Die Durchführung erfolgt dynamisch indem der Oberkörper leicht seitlich kippt und wieder in die Ausgangsposition zurückgeführt wird.	misch
Gesäßmus-kulatur	- M. gluteus maximus, - M. gluteus medius, - M. gluteus minimus	Der Proband befindet sich zu Beginn der Übung in Rücken-lage auf einer Unterlage. Ein Bein wird aufgestellt und im Knie gebeugt. Durch eine Außenrotation der Hüfte soll der Fuß des anderen Beines auf dem Oberschenkel des ande-ren Beins gelegt werden. Das Stützbein wird an der hinte-ren Oberschenkelseite mit beiden Händen umfasst und zum Oberkörper gezogen. Dadurch entsteht eine Dehnung. Der Unterschenkel hängt dabei entspannt nach unten. Die Übung wird statisch durchgeführt und gehalten.	aktiv - statisch
Hüftbeuge-muskulatur	- M. iliopsoas, - M. rectus femoris	Der Proband befindet sich zu Beginn der Übung im Knie-stand. Ein Bein wird vor dem Körper aufgestellt und das Knie wird gebeugt. Der Fuß steht vor dem Knie. Der Unter-schenkel des anderen Beines und das Knie werden kom-plett auf den Boden gelegt. Der Oberkörper wird mit Hilfe der Hände auf dem vorderen Bein abgestützt. Durch die Verlagerung des Körperschwerpunktes nach vorn unten mit aufrechtem Oberkörper wird gedehnt. Die Übung wird dynamisch ausgeführt. Der Oberkörperschwerpunkt soll abwechselnd nach vorn unten und nach hinten oben verla-gert werden.	aktiv – dyna-misch
Mediale Oberschen-kelmuskula-tur	- M. adductor brevis, - M. adductor longus, - M. adductor magnus, - M. gracilis, - M. pectineus	Der Proband befindet sich zu Beginn dieser Übung in sit-zender Position. Die Beine sind gespreizt und gestreckt nach vorn gerichtet. Die Hände stützen den Körper nach hinten ab. Die Beine sollen nun möglichst weit nach außen abgespreizt werden um mit dem Dehnen zu beginnen. Das Hüftgelenk wird gekippt und der Oberkörper ist nach vorn gerichtet um die Dehnung zu verstärken. Der Rücken bleibt gerade. Die Übung wird dynamisch ausgeführt. Das wird erreicht indem der Oberkörper abwechselnd nach vorn und nach hinten bewegt und auch wieder aufgerichtet wird.	aktiv – dyna-misch
Vorderseiti-ge Ober-schenkel-muskulatur	-M. quadriceps femoris	Der Proband befindet sich zu Beginn der Übung im Stand. Ein Bein, dass gebeugt sein soll, wird mit der Hand am unteren Teil der Wade oberhalb des Sprunggelenkes ge-halten. Die Ferse soll sich auf Gesäßhöhe befinden. Der andere Arm liegt an der Seite des Körpers. Die Dehnung erfolgt, indem die Ferse maximal in Richtung des Gesäßes gezogen wird. Das Becken soll dabei leicht gekippt werden. Das Knie des zu dehnenden Beines zeigt senkrecht nach	passiv - sta-tisch

		unten und die Oberschenkel beider Beine sind parallel zueinander. Der freie Arm kann dazu genutzt werden, um das Gleichgewicht zu halten. Ebenfalls kann sich als Hilfe ein fester Punkt mit den Augen gesucht und fixiert werden. Die Übung erfolgt statisch.	
Rückseitige Oberschen- kelmuskula- tur (1)	- M. biceps femoris, - M. semi- membranosus, - M. semi- tendinosus	Der Proband befindet sich zu Beginn der Übung in Rücken- lage auf einer Unterlage. Ein Bein wird aufgestellt und im Knie gebeugt. Das andere Bein wird mit beiden Händen an der Oberschenkelrückseite umfasst und nach oben ge- streckt. Dabei ist es gebeugt und wird zum Oberkörper gezogen. Das andere Bein bleibt dabei fest mit der Fuß- sohle auf dem Boden. Gedehnt wird dadurch, dass das Bein so weit wie möglich aktiv gestreckt wird. Dadurch kontrahiert der M. quadrizeps femoris. Die Übung wird dynamisch umgesetzt, indem das Knie des nach oben gerichteten Beines abwechselnd gestreckt und gebeugt wird.	aktiv - dyna- misch
Rückseitige Oberschen- kelmuskula- tur (2)	- M. biceps femoris, - M. semi- membranosus, - M. semi- tendinosus	Der Proband befindet sich zu Beginn der Übung im Stand. Beide Beine werden leicht gebeugt. Das Gesäß wird leicht nach hinten gestreckt. Ein Bein wird nun in leichter Schritt- stellung vor dem Körper gestreckt. Die Arme liegen über- kreuz auf den Schultern vor dem Oberkörper. Dieser ist leicht nach vorn gerichtet. Das Becken ist gekippt. Diese Übung wir postisometrisch ausgeführt. Das bedeutet, dass 10 Sekunden isometrische Kontraktionen, des Beines welches gedehnt wird, stattfinden. Und anschließend 3 Sekunden Entspannung folgen. Danach wird der Oberkör- per wieder leicht nach vorn gerichtet und das Becken wird gekippt um in Dehnposition zu gelangen. Diese Position wird dann für 20 Sekunden gehalten. Dieser ganze Vor- gang wird ein zweites Mal wiederholt. Das Selbe wird mit dem anderen Bein gemacht.	postisomet- risch/ passiv - statisch
Wadenmus- kulatur	- M. gast- rocnemius, - M. soleus	Der Proband befindet sich zu Beginn der Übung im Stand. Ein Bein wird ausgestreckt und nach hinten gestellt. Die Fußsohle liegt komplett auf dem Boden. Das andere Bein wird vor dem Körper auf dem Boden gestellt und das Knie- gelenk ist gebeugt. Beide Fußspitzen zeigen nach vorn. Das hintere Bein und der Oberkörper, der leicht nach vorn gebeugt wird, sollen eine Linie bilden. Durch die Verlage- rung des Körperschwerpunktes nach vorne und eine Beu- gung des Knies wird eine Dehnung hervorgerufen. Es wird eine Dorsalextension im hintern Bein vergrößert. Die Übung erfolgt statisch und wird gehalten.	aktiv - statisch

Der Proband hat die Trainingsmotive das allgemeine Wohlbefinden und auch die Beweglichkeit zu steigern. In Folge dessen wurde eine Trainingsplanung für ein Beweglichkeitstraining erstellt (Vgl. Tab. 5).

Beweglichkeit ist laut Hottenrott & Hoos, (2013, S. 480) wie folgt definiert. Sie ist die Gewährleistung der normalen Bewegungsamplituden von den 3 Gelenksystemen, also der Hüfte, der Schultern und der Wirbelsäule. Zur Verbesserung dieser wurde eine Trainingsplanung für ein Beweglichkeitstraining mit diversen Übungen erstellt.

Die Übungen sollen entsprechend der Reihenfolge wie in der obigen Tabelle durchgeführt werden (Vgl. Tab. 5). Die Abfolge wurde gewählt, damit der Proband am oberen Teil des Körpers mit dem Dehnen beginnen kann. Er soll sich nach unten arbeiten um einen roten Faden zu haben. So kann kein Bereich vergessen werden. Es wird mit Übungen aus dem Stand heraus begonnen. Gefolgt von Übungen die in liegender Position beginnen. Abschließend soll der Proband wieder Übungen aus dem Stand heraus beginnen um das Ende einzuleiten. So kann er gewissermaßen „gehen" und sich beispielsweise duschen. Da der Proband Schwierigkeiten im Hüftbereich bzw. im Oberschenkelbereich hatte, werden vermehrt Übungen für die Bereiche gewählt. Jedoch werden alle wichtigen Körperbereiche abgedeckt.

Das ASCM (2011, S. 1344 f.) empfiehlt auch, die wichtigsten Körperbereiche beim Beweglichkeitstraining zu berücksichtigen. Aufgrund dessen wurden die oben beschriebenen Übungen für den Probanden ausgewählt (Vgl. Tab. 5). Hierzu zählen der Schultergürtel, die Brust, der Nackenbereich, der Rumpf, der untere Rücken, die Hüfte, Oberschenkelmuskulatur, vorn sowie hinten und die Unterschenkelmuskulatur. Zusammenfassend sind Übungen ohne Einschränkungen ausgewählt, da der Proband voll trainierbar und belastbar ist (Vgl. Tab. 2).

In der folgenden Tabelle wird das Belastungsgefüge, des für den Probanden vorgesehenen Dehnprogramms gezeigt. Es erfolgt in eigener Darstellung (Vgl. Tab. 6).

Tab. 6: Belastungsgefüge des Dehnprogramms (eigene Darstellung)

Dehnmethode	Trainingshäufigkeit/ Woche	Sätze/ Übung	Dehndauer	Dehnungsintensität
statisch (passiv, aktiv)	3x / Woche	3	30 Sekunden	Maximale Dehnintensität
dynamisch (passiv, aktiv)			15 Wiederholungen	
postisometrisch (passiv, aktiv)			60 Sekunden	

Es werden verschiedene Dehnmethoden in den Trainingsplan mit eingebaut, damit Abwechslung gegeben ist. So soll der Proband statische und dynamische Übungen ausführen, jeweils aktiv und statisch und er soll eine postisometrische Arbeitsweise wählen. Laut ASCM (2011, S. 1344 f.) sollten mindestens zwei bis 3 Trainingseinheiten die Woche stattfinden. Der Proband liegt also mit 3 Einheiten im Rahmen dieser Empfehlung, da es auch seinerseits im zeitlichen Verfügungsrahmen liegt (Vgl. Tab. 1). Es wird eine Anzahl von 3 Sätzen pro Übung gewählt, die auch der Empfehlung von ASCM (2011, S. 1344 f.) einhergehen. Beim statischen Stretching gilt die Empfehlung von 10-30 Sekunden. Hier wird auch entsprechend mit 30 Sekunden gedehnt, weil der Proband bereits trainiert ist. Sowohl im Kraft- als auch im Ausdauerbereich. Für die dynamische Arbeitsweise werden 15 Wiederholungen gewählt, da laut Freiwald (2004) diese empfohlen werden. Für die postisometrische wird eine Dehndauer von insgesamt 60 Sekunden gewählt. Als Dehnintensität wird die maximale Dehngrenze angestrebt. Das bedeutet, dass der Proband ein intensives Dehngefühl erleben soll und dabei bis zum Schmerz geht. Diese Dehnintensität wird gewählt, weil die Erhöhung der Bewegungsreichweite besser bzw. schneller gewährleistet werden kann als bei einem Dehnen mit nur einem spürbaren Dehngefühl (Marshall, 1999).

4 Trainingsplanung Koordinationstraining

Folgende Tabelle beschreibt eine Trainingsplanung für ein Koordinationstraining. Es wird eine systematische Abfolge an Übungen dargestellt, dessen Ergebnis eine Zielbewegung des Trainings sein wird.

Tab. 7: Trainingsplanung Koordinationstraining (eigene Darstellung)

Übung	Ausführung
1 „Ball werfen"	Der Proband steht fest mit beiden Beinen auf dem Boden. Die Füße sind schulterbreit auseinander. Er hält vor sich einen Ball auf Brusthöhe mit beiden Händen fest und blickt dabei nach vorn. Nun soll der Proband den Ball 1-2 Meter nach oben werfen. Er muss ihn nicht fangen.
2 „Ball werfen und fangen"	Der Proband steht fest mit beiden Beinen auf dem Boden. Die Füße sind schulterbreit auseinander. Er hält vor sich einen Ball auf Brusthöhe mit beiden Händen fest und blickt dabei nach vorn. Nun soll der Proband den Ball 1-2 Meter nach oben werfen und ihn auch fangen.
3 „Ball mit Augen zu werfen und dann fangen"	Der Proband steht fest mit beiden Beinen auf dem Boden. Die Füße sind schulterbreit auseinander. Er hält vor sich einen Ball auf Brusthöhe mit beiden Händen fest und hat die Augen geschlossen. Nun soll der Proband den Ball 1-2

	Meter nach oben werfen, die Augen öffnen sobald der Ball in der Luft ist und ihn dann fangen.
4 „Ball fangen auf einem Bein"	Der Proband steht fest mit beiden Beinen auf dem Boden. Die Füße sind Schulterbreit auseinander. Er hält vor sich einen Ball auf Brusthöhe mit beiden Händen fest und blickt dabei nach vorn. Nun soll der Proband ein Bein vom Boden abheben, indem er das Knie nach vorn oben zieht und auf einem Bein stehen. Der Ball soll nun auch wieder 1-2 Meter nach oben geworfen werden und gefangen werden. Das ganze Soll mit beiden Beinen im Wechsel geübt werden.
5 „Ball auf einem Bein mit geschlossenen Augen werfen und dann fangen"	Der Proband steht fest mit beiden Beinen auf dem Boden. Die Füße sind Schulterbreit auseinander. Er hält vor sich einen Ball auf Brusthöhe mit beiden Händen fest und hat dabei die Augen geschlossen. Nun soll der Proband ein Bein vom Boden abheben und auf einem Bein stehen. Der Ball soll nun auch wieder 15 cm nach oben geworfen werden, die Augen sollen wieder geöffnet werden sobald der Bald in der Luft ist, und anschließend gefangen werden. Das ganze Soll mit beiden Beinen im Wechsel geübt werden.
6 „Auf einem Therapiekreisel auf einem Bein stehen"	Die Ausgangsposition ist jetzt der feste Stand mit beiden Beinen auf einem Therapiekreisel. Der Proband soll nun ein Bein heben und einbeinig auf dem Kreisel stehen. Das Knie soll auch hier nach vorn oben gehoben werden. Diese Übung soll gehalten werden und mit beiden Seiten abwechselnd wiederholt werden.
7 „Auf einem Therapiekreisel mit geschlossenen Augen einbeinig stehen"	Der Proband soll nun wie in Übung 6 (Vgl. Übung 6) einbeinig auf einem Therapiekreisel stehen. Als Steigerung kommt jetzt hinzu, dass er die Augen schließen soll, sobald er ein Bein hebt. Diese Übung soll gehalten werden und mit beiden Seiten abwechselnd wiederholt werden.
8 „Einen Ball auf einem Therapiekreisel zugeworfen bekommen"	Die Ausgangsposition ist wie in Übung 6 (Vgl. Übung 6). Der Proband hebt selbstständig ein Knie nach vorn oben und steht somit einbeinig auf dem Therapiekreisel. Sobald er sicher steht, wirft ihm ein Trainer, der ca. 3 Meter entfernt steht, einen Ball von vorn zu. Der Proband soll diesen nun fangen und zurückwerfen. Diese Übung soll gehalten werden und mit beiden Seiten abwechselnd wiederholt werden.
9 „Einen Ball auf einem Therapiekreisel mit geschlossenen Augen auf einem bestimmten Kommando zugeworfen bekomm"	Der Proband führt alle Schritte wie in Übung 8 durch (Vgl. Übung 8). Allerdings kommt jetzt die Schwierigkeit hinzu, dass der Proband die Augen schließt, sobald er sicher auf einem Bein steht. Jetzt wirft der Trainer mit dem Kommando „Jetzt" den Ball. Der Proband soll nun die Augen öffnen und den Ball in dieser Position fangen. Diese Übung soll gehalten werden und mit beiden Seiten abwechselnd wiederholt werden.
10 „Einen Ball auf einem Therapiekreisel mit geschlossenen Augen auf einem zufälligem Kommando zugeworfen bekommt und diesen fangen" (Zielbewegung)	Die Übung wird ebenso ausgeführt wie die Übung 9 (Vgl. Übung 9). Als Besonderheit stehen dem Trainer, der den Ball wirft nun verschiedene Kommandos zur Verfügung. „Links", „Rechts", „Oben" und „Unten". Wenn der Proband sicher auf einem Bein steht und die Augen geschlossen hat, ruft der Trainer eines dieser Kommandos. Der Ball wird dann zu einer entsprechend anderen Position geworfen und der Proband soll den Ball fangen, ganz egal zu welcher Position er fliegt. Diese Übung soll gehalten werden und mit beiden Seiten abwechselnd wiederholt werden, sodass der Proband den Ball bei jedem Kommando fangen kann.

Dem Probanden wurde eine Trainingsplanung für ein Koordinationstraining erstellt (Vgl. Tab. 7). Dieses Training wurde ausgewählt, um das entsprechende Ziel, der Steigerung der Vestibulären Fähigkeit zu erreichen (Vgl. Tab. 1). Als erstes muss dieser Begriff definiert werden. Laut Chwilkowski (2006) und Hirtz (2007) ist die Geleichgewichtsfähigkeit die Fähigkeit einer Person, das Körpergleichgewicht bei labilen Gleichgewichtsverhältnissen oder auf kleinen Unterstützungsflächen halten zu können. Ebenfalls kann sie diese, bei verändernden Situations- bzw. Umweltbedingungen wiederherstellen.

Da der Proband als durch und durch trainierbar und belastungsfähig eingestuft wurde, musste keine Rücksicht auf die Schwierigkeit und Umsetzung der Übungen genommen werden und es konnten vielfache verschiedene Übungen mit eingebunden werden.

Um das Ziel der Steigerung des Gleichgewichtssinnes zu erreichen, wurde eine Zielbewegung erstellt, die der Proband am Ende des Koordinationstrainings durchführen soll. Diese lautet, dass der Proband einen Ball auf einem Therapiekreisel mit geschlossenen Augen auf ein zufälliges Kommando zugeworfen bekommt und diesen dann fängt".

Eine Übungsabfolge von 10 immer anspruchsvoll werdenden Übungen, einschließlich Zielbewegung wurde gewählt, damit der Proband mit Zeit und Durchhaltevermögen sein Ziel erreicht. Die Übungen sind systematisch aufeinander aufgebaut und ergeben einen roten Faden. Es werden zum Großteil dynamische Übungen gewählt, da der Proband bereits Erfahrungen von dynamischen Übungen beim Krafttraining hat. Allerdings werden auch statische Übungen mit einbezogen, damit eine Abwechslung gegeben ist. Der Ball bildet das Grundgerüst. Der Proband muss sich daran gewöhnen ihn zu werfen und ihn im Verlauf auch wieder zu fangen. Er fängt dazu leicht auf normalem Untergrund an. Dieser ändert sich im Verlauf des Trainings um die Schwierigkeit der verändernden Umweltbedingungen einzubeziehen. Es kommt der Therapiekreisel ins Spiel um den Probanden gezielt zu fordern. Durch ihn kommt es zu einem Balanceakt und der Proband muss sich selbst ausbalancieren. Mit dem Entzug der Sehfähigkeit, wird ihm die Hürde der Orientierung gegeben. Ebenfalls muss er im Laufe der Übungen seine Reaktionsfähigkeit unter Beweis stellen. Dies wird geschaffen in dem ein Außenstehender, ein Trainer ins Spiel kommt. Im ersten Schritt werden gezielte Kommandos gegeben. Auf diese kann gezielt reagiert werden. Im nächsten Schritt werden die Kommandos zufällig ausgewählt und der Proband muss bewusst reagieren. All diese bewusst gesetzten Hürden lassen die Kombinationsfähigkeit mitwirken und er muss alles bisher Geübte in Kombination wiedergeben. Die Zielbewegung erfolgt und beendet bei mehrmaligem Erfolg das Koordinationstraining. Zusammenfassend wird bei diesem also die

Gleichgewichtsfähigkeit, der Orientierungsfähigkeit, der Reaktionsfähigkeit und der Kombinationsfähigkeit. Sie sind Teil von sieben speziellen koordinativen Fähigkeiten. Dazu zählen noch die Differenzierungs- bzw. Steuerungsfähigkeit, die Rhythmisierungsfähigkeit und die Umstellungsfähigkeit. Durch diese Fähigkeiten, sollen spezielle Haltungen und Bewegungen schnell erlernt werden (Chwilkowski, 2006, S.10-11; Hirtz, 2007, S.220- 222).

In der nächsten Tabelle wird das Belastungsgefüge des Koordinationstrainings des Probanden dargestellt.

Tab. 8: Trainingsplanung Koordinationstraining (eigene Darstellung)

Trainingshäufigkeit pro Woche	Sätze pro Übung	Satzpausen	Belastungsdauer
2x	3	60 Sekunden	- 30 Sekunden halten bei statischen Übungen - 12 Wiederholungen bei dynamischen Übungen

Der Proband hat eine Trainingsplanung erstellt bekommen, die auf seinen zeitlichen Verfügungsrahmen (Vgl. Tab. 1) und seine Erfahrung in Bezug auf Training abgestimmt ist. So wird eine Trainingshäufigkeit von 2-mal in der Woche gewählt. Aus dem Grund, weil er ebenfalls 1-2-mal wöchentlich sein Krafttraining absolviert. So ist geplant, dass er sich erst kurz erwärmt für etwa 5 Minuten und dann sein Koordinationstraining durchführt. Anschließend kann er sein Krafttraining durchführen. Es werden 3 Sätze pro Übung vorgegeben. Da er auch beim Krafttraining 3 Sätze pro Übung durchführt, ist es für ihn einfacher diese Satzanzahl beizubehalten und in diese Trainingsplanung zu übernehmen. Laut Chwilkowski, (2006, S.60-62); Häfelinger & Schuba, (2007, S.61), werden bis zu 5 Sätze empfohlen. Er liegt also in dem Rahmen der Anzahl. Auch wurden Satzpausen von 60 Sekunden gewählt, da der Proband diese Satzpausen auch während seines Krafttrainings absolviert. So kann er diese optimal adaptieren und übernehmen. So bleibt er im Fokus und konzentriert. Bei den wenigen statischen Übungen die es zu absolvieren gibt, wird eine 30 Halteposition von 30 Sekunden gewählt. Diese Anzahl scheint für den Probanden als Ideal, damit er die Übung auch auf jeden Fall schafft aber nicht zu unterfordert ist. Und bei den dynamischen Übungen sind es jeweils 12 Wiederholungen. Aus dem Grund, weil er dieselbe Wiederholungsanzahl im Krafttraining absolviert. So wird die Anzahl Übernommen und er kann perfekt in das Training einsteigen. Die Anzahl von 5 - 30 Wiederholungen wird bei dynamischen Übungen auch empfohlen, sowie bei statischen Übungen eine Haltedauer von 5 - 60 Sekunden (Chwilkowski, 2006, S.60-62; Häfelinger & Schuba, 2007, S.61). Die Trainingsplanung ist also optimal angepasst und der Proband wird nicht überfordert.

5 Literaturrecherche

In den nachfolgenden Tabellen werden Studien zum Thema „Effekte des Dehnens im Hinblick auf eine Verbesserung der sportlichen Leistungsfähigkeit" vorgestellt.

Tab. 9: Warm-Up With Dynamic Stretching: Positive Effects on Match-Measured Change of Direction Performance in Young Elite Volleyball Players (Alamri et al., 2019)

Autoren	K. Alamri, K. Chamari, W. Dhahbi, S. Gueid, R. Khalifa, M. Milić, J. Padulo, S. Ridène, O. Turki
Erscheinungsjahr	2019
Forschungsfrage	Wie wirken sich 2 Varianten des Aufwärmens auf die Dehnung aus?
Versuchsperso-nen	In der vorliegenden Studie wurden 16 männliche Spieler mit dem durchschnittlichen Alter von 16,88 Jahren, einem durchschnittlichen Körpergewicht von 75,81 kg, einer durchschnittlichen Körpergröße von 1,91m einem durchschnittlichen BMI (Body-Mass-Index) von 20,84kg/m² und einem durchschnittlichen Körperfettanteil von 9,48% aus einer U-17-Nationalmannschaft überprüft.
Versuchsaufbau	Die Versuchspersonen führten NS und DS an zwei verschiedenen nicht aufeinander folgenden Tagen durch. Während jeder Testsitzung (NS und DS) eines simulierten Volleyballspiels wurden nach → 5 Minuten eines allgemeinen Aufwärmens, → unmittelbar nach dem Aufwärmen (nach 15 s) → und nach 20 und 40 Minuten halbe T-Testleistungsprüfungen durchgeführt.
Ergebnisse	Für DS wurde nach 20 Minuten Spiel eine signifikante Verbesserung der CSB-Leistung (2,08%, P < .001) beobachtet. Darüber hinaus war die nach 40 Minuten aufgezeichnete COD-Leistung besser als nach 15 Sekunden nach dem Aufwärmen (5,85%, P = .001). Inferenzstatistiken zeigten eine bessere COD-Leistung im DS-Zustand nach 20 Minuten Spielzeit (2,32%, wahrscheinlich negativ, d = 0,61)
Schlussfolgerungen	Im Vergleich zu NS neigte DS dazu, das Muster der Verbesserung der CSB-Leistung während des Spiels durch Intensivierung und Beschleunigung zu beeinflussen. Um die CSB-Leistung für bis zu 40 Minuten im Spiel zu verbessern, wird daher empfohlen, ein Aufwärmen mit dehnen (DS) in das Warm-Up vor dem Spiel zu integrieren.

Tab. 10: Die Auswirkungen von Dehn- und Aufwärmübungen auf die Vertikalsprungleistung (Hennig & Podzielny, 1994)

Autoren	S. Podzielny , E. M. Hennig
Erscheinungsjahr	1994
Forschungsfrage	Was sind die Auswirkungen von Dehn- und Aufwärmübungen auf die vertikale Sprungleistung?
Versuchspersonen	Es erfolgt eine Unterteilung in 2 Gruppen von insgesamt 46 männlichen Personen. Erste Gruppe: ➜ 29 Sportstudenten ➜ Betreiben verschiedene Sportarten ➜ Durchschnittsalter: 25,6 Jahre ➜ Durchschnittsgewicht: 73,9 Kg ➜ Durchschnittsgröße: 181,9 cm Zweite Gruppe: ➜ 17 Wettkampfathleten ➜ Absolvieren Sprinttrainings in regelmäßigen Abständen ➜ Durchschnittsalter: 24,2 Jahre ➜ Durchschnittsgewicht: 78,1 Kg ➜ Durchschnittsgröße: 184,6 cm
Versuchsaufbau	Standsprünge werden an zwei verschiedenen Tagen durchgeführt. Diese erfolgen auf elektrischen Messplattformen. Personen sollen an diesen Tagen keinen Sport treiben. Am ersten Tag: ➜ 5 Sprünge mit maximal möglicher Sprunghöhe ➜ Ausführung der Sprünge wird nicht vorgegeben ➜ Sprünge werden nach Dehnübung (POS) 1x, nach anschließendem 10 Minuten Dauerlauf (POSnS) und im nicht vorbereitetem Zustand (PRE-1) durchgeführt Am zweiten Tag: ➜ Sprünge werden im nicht vorbereitetem Zustand durchgeführt (PRE-2), nach einem 10 Minuten Dauerlauf (POR) und nach Dehnübungen (POSnR) durchgeführt. Also die Reihenfolge ist vertauscht. ➜ Statische Dehnübungen werden vorgegeben ➜ Übungon für Obor und Untoroxtromitäton (12 Stüok)
Ergebnisse	Durch das Aufwärmen wurde eine mehr als 6 prozentige Steigerung der Sprungleistung (p < 0,001) herausgefunden. Dehnübungen führten in einem aufgewärmten Zustand zu einer Minderung von ca. 4 Prozent (p < 0,001)
Schlussfolgerungen	Schlussfolgernd kann man sagen, dass die Sprungleistung durch ein Aufwärmen gesteigert wird. Dehnen mindert die Leistung. Man kann also sagen, dass man als Sportler in diesem Bereich immer aufwärmen sollte um die Sprungleistung zu verbessern. Genau vor der eigentlichen sportlichen Tätigkeit solle man auf ein Dehnen verzichten, da dies zu einer Verschlechterung der Sprungleistung führt.

6   Literaturverzeichnis

Alamri, K., Chamari, K., Dhahbi, W., Gueid, S., Khalifa, R., Milić, M., et al. (2019). Warm-Up With Dynamic Stretching: Positive Effects on Match-Measured Change of Direction Performance in Young Elite Volleyball Players. *International Journal of Sports Physiology and Performance, 16,* 1-6.

ACSM (American College of Sports Medicine) (2011). *American College of Sports Medicine position stand. Quantity and quality of exercise for developing and maintaining cardiorespiratory for prescribing exercise. Medicine and Science in Sports and Exercise,* 43(7), 1334–59.

Chwilkowski, C. (2006). *Medizinisches Koordinationstraining – Verbesserung der Haltungs- und Bewegungskoordination durch Propriozeption (2. Aufl.).* Köln: Deutscher Trainer Verlag.

Croci, S (2017) *Body Mass Index.* Zugriff am 6.12.2019. Verfügbar unter: https://www.blutdruckdaten.de/lexikon/body-mass-index.html

Freiwald, J. (2004). *Dehnen – Legenden, Fakten.* Vortragsskript, Waldenburg.

Hennig, E. & Podzielny, S. (1994*).* Die Auswirkungen von Dehn- und Aufwärmübungen auf die Vertikalsprungleistung. *Deutsche Zeitschrift für Sportmedizin,* 45, 253 - 260.

Janda, V. (2000). *Manuelle Muskelfunktionsdiagnostik (4. Aufl.).* München: Urban und Fischer.

Marschall, F. (1999). Wie beeinflussen unterschiedliche Dehnintensitäten kurzfristig die Veränderung der Bewegungsreichweite? *Deutsche Zeitschrift für Sportmedizin,* 50 (1), 5-9.

Häfelinger, U. & Schuba, V. (2007). *Koordinationstherapie – propriozeptives Training (3. Aufl.).* Aachen: Meyer & Meyer.

Hirtz, P. (2007). *Koordinative Fähigkeiten und Beweglichkeit.* In K. Meinel, G. Schnabel & J. Krug (Hrsg.), *Bewegungslehre – Sportmotorik (11. Aufl., S.212-242).* Aachen: Meyer & Meyer.

Hottenrott, K. & Hoos, O. (2013). *Sportmotorische Fähigkeiten und sportliche Leistungen – Trainingswissenschaft.* In Prof. Dr. A. Güllich & Prof. Dr. M. Krüger (Hrsg.), *Sport. Das Lehrbuch für das Sportstudium* (S.480-481). Berlin Heidelberg: Springer-Verlag.

7   Tabellenverzeichnis

Tab. 1: Allgemeine Daten (eigene Darstellung).. 3

Tab. 2: biometrische Daten (eigene Darstellung)... 3

Tab. 3: allgemeine Testauswertung (modifiziert nach Janda, 2000)................................ 4

Tab. 4: Beweglichkeitstest nach Janda (2000; zitiert nach Eifer, 2017, S. 49 -59).......... 4

Tab. 5: Trainingsplanung Beweglichkeitstraining (eigene Darstellung)......................... 7

Tab. 6: Belastungsgefüge des Dehnprogramms (eigene Darstellung) 10

Tab. 7: Trainingsplanung Koordinationstraining (eigene Darstellung)......................... 11

Tab. 8: Trainingsplanung Koordinationstraining (eigene Darstellung)......................... 14

Tab. 9: Warm-Up With Dynamic Stretching: Positive Effects on Match-Measured
Change of Direction Performance in Young Elite Volleyball Players (Alamri et al.,
2019).. 15

Tab. 10: Die Auswirkungen von Dehn- und Aufwärmübungen auf die
Vertikalsprungleistung (Hennig & Podzielny, 1994)... 16

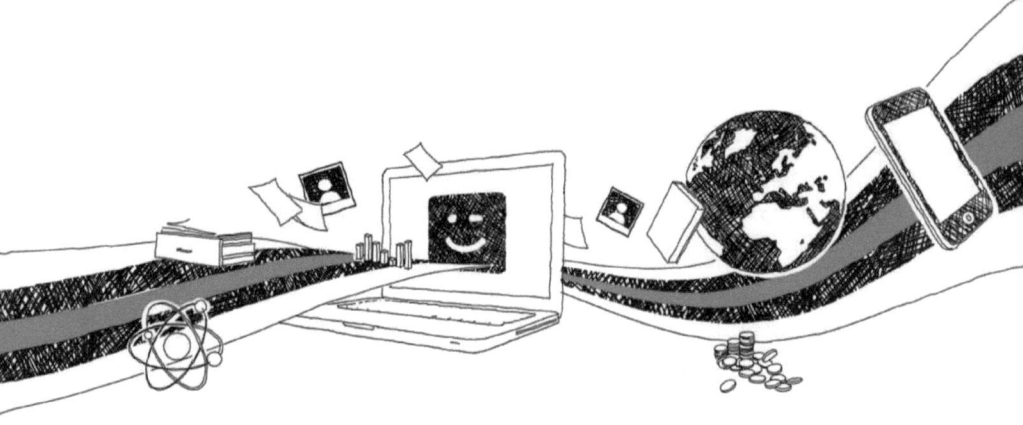
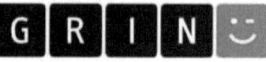